AF199061

Dr. Johann Pieler

Der letzte Zug

Das kleine Buch vom Nichtrauchen

Dr. Johann Pieler

Der letzte Zug

Das kleine Buch
vom Nichtrauchen

Impressum

Bibliografische Information der Deutschen Nationalbibliothek:
Die Deutsche Nationalbibliothek verzeichnet diese Publikation
in der Deutschen Nationalbibliografie; detaillierte
bibliografische Daten sind im Internet über http://dnb.dnb.de
abrufbar.

© 2020 Johann Pieler

Lektorat: Margit Pieler

Icon on cover page made by Smalllikeart from
www.flaticon.com.

Herstellung und Verlag: BoD – Books on Demand,
Norderstedt

ISBN: 978-3-7504-8119-0

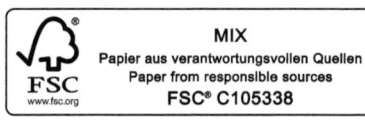

MIX
Papier aus verantwortungsvollen Quellen
Paper from responsible sources
FSC® C105338

FSC
www.fsc.org

Es wird um Verständnis ersucht, dass in der Folge zugunsten einer besseren Lesbarkeit auf eine gendergerechte Sprache verzichtet wird und gebeten, das generische Maskulinum als historisch gewachsen und selbstverständlich für beiderlei Geschlechter gültig zu betrachten.

Inhaltsverzeichnis

Vorwort

„Noch ein Nichtraucher-Buch. Braucht die Welt so dringend wie ich einen Pickel auf der Nase." Na ja, vermutlich haben Sie sich das gar nicht gedacht, schließlich haben Sie ja schon zu lesen begonnen und damit ein gewisses Interesse signalisiert. Tatsächlich: An Büchern über das Rauchen und dessen Überwindung ist genauso wenig Mangel wie an guten Vorsätzen zu Neujahr. Und anders als die guten Vorsätze, sind die meisten dieser Bücher und die Konzepte, die ihnen zugrunde liegen, eigentlich recht brauchbar. Allein, es scheitert an der Umsetzung.

Warum rauchen Sie noch und haben nicht längst aufgehört? Woran sind bislang die Versuche, den Glimmstängel wegzulassen, gescheitert? Vielleicht war Angst Ihr einziger Motivator? Womöglich haben Sie nur gesehen, was Sie verlieren, und nicht was Sie gewinnen? Vielleicht sind Sie ja bisher aber auch nur zu ernst an das Thema herangegangen?

Verstehen Sie mich bitte nicht falsch: Es **ist** ein ernstes

Thema, es geht ja mehr oder weniger um Ihr Leben. Aber seit Anbeginn der Menschheit wurde vermutlich noch nie ein Problem durch Jammern gelöst. Deshalb versuchen wir doch gemeinsam, die Sache ein wenig humorvoll zu betrachten, auch wenn dieser Humor - unserem Thema entsprechend - manchmal ein wenig schwarz sein muss. Und mit Optimismus: Sollten Sie es nicht schaffen, bleibt Ihnen immer noch die Hoffnung, zu den ganz wenigen zu gehören, denen das Rauchen scheinbar kaum schadet. Wahrscheinlich ist das aber leider nicht so.

Menschen sind verschieden. Sie tun, hassen und lieben verschiedene Dinge aus unterschiedlichen Gründen. Deshalb kann jede noch so gute „Methode" der Raucherentwöhnung, wie sie von anderen Autoren propagiert wird, dem einzelnen Raucher, der nach Hilfe sucht, guttun, oder aber auch für ihn individuell grundfalsch sein. So etwas wie eine „Pieler-Methode" gibt es daher nicht. Ich habe kein allgemeingültiges Rezept für Sie, von dem ich behaupte, dass es in jedem Falle funktionieren wird. Ich gebe Ihnen jedoch Einsichten und Hilfestellungen, die sich praktisch bewährt haben, und die Sie für sich allein wirken lassen können oder aber mit nahezu jeder „Methode" kombinieren können, die sich für Sie gut anhört. Wichtig ist nicht, dass ICH Recht behalte, sondern dass SIE Ihr Ziel erreichen, nämlich ein freier Nichtraucher zu sein.

Ich stelle Ihnen ein hochkomprimiertes Büchlein zur Verfügung und lade Sie ein, wirklich jeden Gedanken, den Sie hier finden werden, ernst zu nehmen und die Kompaktheit dieses Büchleins insofern zu nutzen, mit wenig Zeitaufwand für Sie entscheidende Stellen wiederholt zu lesen.

In der Folge wird zumeist von Zigaretten die Rede sein, einfach weil es sich dabei um die am meisten verbreitete Art des Nikotinkonsums handelt. Viele der vorgestellten Strategien und Prinzipien lassen sich jedoch auch auf andere Arten des Rauchens anwenden.

Johann Pieler

Rauchen ist eine Sucht

Damit eines klar ist: Ich kann Ihnen das Rauchen nicht abgewöhnen. Ich kann Ihnen jedoch dabei helfen, das selbst zu tun, wenn Sie das wollen und wenn Sie dazu bereit sind.

Diese Aussage scheint Ihnen vielleicht banal und selbstverständlich, aber ich muss das erwähnen – Sie würden nicht glauben, wie viele Menschen genau das von einer Raucherentwöhnung erwarten: Ich begebe mich in Hände von jemandem, der sich mit der Sache beschäftigt hat, und am Ende der Auseinandersetzung dieses „Experten" mit meiner Person, bin ich Nichtraucher. Raucher mit dieser passiven Grundhaltung können aber selbst nichts dafür, denn genau das versprechen einige Methoden.

Und die Versuchung ist ja zugegeben verlockend. Denn exakt das ist einer der schwierigsten Schritte vom Raucher zum Nichtraucher: Ich muss aktiv an etwas mitarbeiten, das mir zunächst einmal unangenehm erscheint. Aber warum wird dieser Aspekt gerade beim angehenden Nichtraucher eigentlich so problematisch gesehen? Ist das nicht ein Teil fast jeder positiven Entwicklung? Wer etwas lernt, um berufliche Ziele zu erreichen, muss sich vor ein Buch setzen, während die anderen ihren Freizeitbeschäftigungen nachgehen. Wer ein sportliches Ziel anstrebt, muss sich anstrengen, wird schwitzen und auch Schmerzen erleiden, bevor er es erreicht hat. Wer Gewicht verlieren will, darf eben vielleicht gerade seine Lieblingsspeisen nicht ungehemmt verzehren. Und wer das Rauchen aufgeben will, darf der Lust auf den Glimmstängel nicht nachgeben.

Woher kommt also die Haltung, gerade dieses Ziel passiv erreichen zu wollen? Weil Rauchen eine Sucht ist. Es ist keine schlechte Angewohnheit, kein Genuss, schon gar keine Entspannungsmethode, sondern eine Sucht. Sie sind davon nicht überzeugt?

Stellen Sie sich bitte folgende Situation vor: Es ist Jänner, 20 Uhr abends, es hat minus 6° Celsius und es herrscht starker Wind. Sie lieben Schokolade, haben gerade große Lust darauf. An der nur zwei Kilometer entfernten Tankstelle gibt es Schokolade. Gehen Sie hin oder setzen sich gar ins Auto, um hinzufahren? Die meisten Menschen, auch welche, die sich scherzhaft als „schokoladesüchtig" bezeichnen, werden das nicht tun, der Aufwand ist einfach zu groß. Und jetzt stellen Sie sich dieselben äußeren Umstände vor, nur dass Ihnen nun die Zigaretten ausgegangen sind. Na, Hand aufs Herz, wie sieht es jetzt aus? Die meisten Raucher werden zur Tankstelle gehen, fahren, humpeln, robben, was auch immer tun, um hin zu gelangen. Und zwar schlicht und einfach deshalb, weil Schokolade ein Genussmittel ist und Zigaretten ein Suchtmittel sind. Es ist keine Schande, das zuzugeben, im Gegenteil – wir können unseren Feind nur besiegen, wenn wir ihm in die Augen sehen und uns seiner wahren Natur bewusst sind.

„Aber ich bin doch Genussraucher!"

Nicht wenige Raucher erzählen mir, dass sie doch Genussraucher seien, und jederzeit damit aufhören könnten, wenn sie nur wollten. Bei ihnen hat die Werbestrategie der Tabakkonzerne besonders gut funktioniert. Denn genau diesen Raucher stellt die Werbung - wo sie (unterschwellig) noch erlaubt ist - als Norm hin: Man raucht bewusst, nicht hektisch zwischendurch. Man setzt sich dazu hin, trinkt vielleicht eine Tasse Kaffee, denkt nach, genießt. Das ist ein Raucher, dessen Interessen es zu schützen gilt, der ein Recht hat, weiter in Lokalen seiner wohl-verdienten Entspannung zu frönen. Dieser Mensch wird selbstverständlich von den wenigen Zigaretten, die er täglich konsumiert, nicht krank. Er sieht nicht den geringsten Grund aufzuhören. Jugendlichen, die ihn beim Genießen sehen, ist er ein Vorbild. Mit diesem Bild eines Rauchers argumentiert die Tabakindustrie seit vielen Jahren: Seht her, wir stellen ein Produkt zur Verfügung, das rein zum Genießen gedacht ist. Dass es von manchen missbraucht wird und dann gesundheitsschädlich ist, dafür können wir nichts.

Mit der Realität hat dieser Raucher freilich nichts gemein. Meiner Erfahrung nach gibt es ihn kaum, vielleicht gar nicht. Und welcher Genuss würde auch 10 bis 40 Mal, ja mitunter 60 Mal täglich nach Befriedigung verlangen?

Aber der Umstand, dass die weitaus meisten Raucher nikotinabhängig sind, hat nur wenig mit der Anzahl der täglich gerauchten Zigaretten zu tun. Ich kenne Raucher, die täglich nur eine einzige Zigarette rauchen. Und auf diese eine Zigarette freuen sie sich den ganzen Tag und bauen einen Kult darum auf, der mit der tatsächlichen Bedeutung der paar Minuten des Rauchens nichts zu tun hat. Bei manchen von ihnen gewinnt man den Eindruck, der gesamte Tag spitzt sich auf DIE Zigarette zu. Warum tun sie das?

Um diese Fragestellung noch zu verdeutlichen, möchte ich ein weiteres Beispiel anführen: Können Sie sich an Ihre allererste Zigarette erinnern? Oder besser an Ihren ersten Zug? Denn die wenigsten schaffen es, beim ersten Mal die ganze Zigarette zu rauchen. Ich selbst war etwa 14 und fragte während eines Urlaubs in Bulgarien meinen Vater, ob ich mal probieren dürfe. In den 1970er-Jahren hatte man damit kein Problem, schon gar nicht in Bulgarien, und so hat mein Vater mir die brennende   Zigarette wortlos hingehalten. Mein anschließender Hust– und Würganfall hat die Familie den ganzen restlichen Abend prächtig unterhalten. Wie beinahe jeder spätere Raucher, dachte ich zu dieser Zeit nicht im Traum daran, dass ich eine Raucherkarriere einschlagen könnte, so widerlich waren Geruch, Geschmack und andere Empfindungen. Ein paar Monate später auf einer Party habe ich dann meine erste eigene Zigarette geraucht. Das Glücksgefühl durch den durch Nikotin ausgelösten Dopamin-Kick im Gehirn hatte den natürlichen Hustenreflex weg-programmiert und den an sich ekeligen Geschmack als reinen Genuss dargestellt.

Rauchen ist also eine Sucht, wie die angeführten Beispiele zeigen. Es geht nicht um Genussbefriedigung, sondern um Stillung der Nikotinabhängigkeit. Wer sich gegen diese Erkenntnis wehrt, hat den Kampf um ein freies Leben als Nichtraucher schon verloren.

Sie rauchen, egal wie viele Zigaretten täglich, weil Sie den Kick von Nikotin haben wollen. Der ekelige Geruch und Geschmack von brennendem Tabak und der Umstand, dass das Inhalieren von Rauch normalerweise sofort zu einem reflektorischen Verschluss der Atemwege führt, weil diese Reaktion im Zuge unserer Entwicklung immer Lebensgefahr bedeutet hat, wurden für diesen Kick wegtrainiert.

Ein bisschen Biochemie

Es ist schon seltsam mit dem Nikotin: Eigentlich passiert im Vergleich mit anderen Drogenwirkungen scheinbar nichts Besonderes. Man sieht keine Farben, hört keine Musik und hat keine großartigen Halluzinationen. Ebenso ist auch der Entzug physisch gesehen völlig harmlos: Ein wenig unspezifische Unruhe, ein bisschen Schwitzen, das war's. Keine Darmkrämpfe, keine Horrorträume, nichts, was objektiv gesehen für einen Menschen nicht mit Leichtigkeit auszuhalten sein sollte. Warum ist die Zigarette dennoch so begehrenswert und der Abschied von ihr trotzdem so eine schwierige Sache?

Die folgende Darstellung ist zugegeben etwas vereinfacht, aber sie erklärt treffend, was mit uns beim Rauchen passiert. Das Nikotin im Tabak kann die sogenannte Blut-Hirn-Schranke, die an sich dazu da ist, Giftstoffe dem Gehirn fern zu halten, passieren und erscheint wenige Sekunden nach einem Zug ebendort. Und dann geht es los: Dopamin wird ausgeschüttet und Dopamin ist ein Glückshormon, das von uns als

Belohnung interpretiert wird. Nach relativ kurzer Zeit bewirkt die Dopamin-Überflutung eine Verminderung der Dopaminrezeptoren und das natürliche Dopamin zeigt weniger Wirkung. Wir beginnen uns allein dadurch, kein Nikotin zu bekommen, als bestraft zu fühlen und das fühlt sich nun mal deutlich schlechter an, als belohnt zu werden. Wir suchen nach Belohnung. Wir sind süchtig geworden. An dieser Sucht sind neben Dopamin auch zahlreiche andere sogenannte Neurotransmitter beteiligt, aber etwas vereinfacht kann man sagen, dass unser Gehirn auf der Basis biochemischer Prozesse nach kurzer Zeit die Zigarette als Belohnung und deren Abwesenheit als Bestrafung interpretiert. Dieser Mechanismus ist prinzipiell der gleiche, wie bei anderen schweren Süchten wie Heroinsucht, Kokainsucht und Alkohol-Abhängigkeit. Mit „Genuss" hat dieses allein durch Sucht ausgelöste Verlangen nicht das Geringste zu tun.

Mir fällt dazu ein Witz ein, den ich als Kind gehört habe, und schon damals nicht besonders komisch fand: Ein Mann bittet seinen Nachbarn, ein paar Stunden auf seinen Dackel aufzupassen und ihm doch hie und da eine kleine Freude zu machen. Als der Mann abends zurückkommt, steht der Nachbar im Garten, hält den armen Dackel am Schwanz und wirbelt ihn herum. Empört schreit der Mann: „Sind Sie verrückt? Ich habe Sie noch extra gebeten, ihm hie und da eine Freude zu machen!" Verständnislos erwidert der Nachbar: „Na, Sie werden gleich erleben, wie der sich freut, wenn ich ihn loslasse."

Als Witz eher schwach, aber geradezu eine Parabel für die Wirkung von Nikotin: Das Verlangen nach der nächsten Zigarette ist das „Herumgewirbelt-Werden", das „Losgelassen-Werden" ist das Hochgefühl. Nicht zu leiden, also nicht herumgewirbelt zu werden, und daher auch nicht davon befreit, also losgelassen werden zu müssen, wäre eine sinnvolle Alternative. Sie sind noch immer nicht davon überzeugt, dass Rauchen kein Genuss ist? Ihr innerer Schweinehund ist aber ein harter Kerl. Aber schön für Sie: Wenn es keine Sucht ist, ist es ja keine große Sache, genau jetzt mit dem Rauchen aufzuhören. Denn dass Sie grundsätzlich daran interessiert sind, haben Sie mit dem Lesen dieser ersten paar Seiten schon bewiesen.

Suchtgift aus dem Zeitschriftenhandel

Stellen Sie sich Folgendes vor: Wir leben heute, hier und jetzt, und wir verwenden die heutigen Methoden der Zulassung von Produkten wie Lebensmittel, Genussmittel und Medikamenten. Es gibt nur einen Unterschied: Es existieren keine nikotinhaltigen Rauchwaren. So weit, so gut. Da kommt ein kreativer junger Unternehmer, heute Entrepreneur genannt, und stellt ein innovatives, bislang unbekanntes Produkt vor: Es ist nachweislich krebserregend, erhöht das Herzinfarktrisiko in jeder noch so geringen Dosis und erzeugt ähnlich rasch Abhängigkeit wie Kokain oder Heroin. Wäre es ein Medikament – also hätte es auch einen Nutzen, den es aber nicht hat – würde es unter strengsten Bedingungen, allein gegen ärztliche Verschreibung und mit einem beängstigenden Beipacktext versehen, in der Apotheke erhältlich sein. Der Unternehmer beantragt aber bei den zuständigen Behörden, dass es nahezu völlig frei, einzig gegen Altersnachweis, in Automaten, an Tankstellen und im Zeitschriftenhandel erworben werden kann. Wie groß wären wohl die Chancen für ein solches Produkt, in dieser Form zugelassen zu werden?

Richtig, schon das Ansinnen allein wäre völlig absurd, das Produkt hätte keine noch so geringen Aussichten auf eine Markteinführung. Doch genau so ist das mit Zigaretten, Zigarren, mit Pfeifen-, Schnupf- und Kautabak sowie mit anderen nikotinhaltigen Waren. Außer mit Nikotinersatzprodukten, die müssen in Apotheken, wie ein Medikament mit Beipacktext versehen, verkauft werden. Absurd und doch für uns völlig normal, oder? Ich habe wiederholt Patienten erlebt, die im Beipack-text des Nikotinkaugummis die „abschreckenden" Nebenwirkungen gelesen und deshalb weiter geraucht haben. Denn Zigaretten haben keinen Beipacktext. Ich plädiere auch nicht dafür, denn kein Mensch würde ihn lesen. Ich erwähne das alles lediglich, um auf die Skurrilität dessen aufmerksam zu machen, was wir gerne als „menschliche Vernunft" bezeichnen. Sie setzt, wenn es um Befriedigung von Sucht geht, völlig aus. Auch sonst intelligente Menschen verwenden dann irrationale Pseudoargumente, absurde Rechtfertigungen und werden aggressiv, wenn man sie auf Denkfehler aufmerksam macht.

Der Umstand, dass nikotinhaltige Produkte frei käuflich sind, ist historisch gewachsen und beruht heute nur auf einer Art Gewohnheitsrecht. Er dient aber im Bewusstsein vieler Menschen dazu, Zigaretten als harmloser zu betrachten als etwa Medikamente. Diese haben jedoch einen Nutzen, für den man nur gelegentlich Nebenwirkungen in Kauf nehmen muss, wohingegen der Schaden, den Zigaretten anrichten, nicht eine Nebenwirkung, sondern deren Hauptwirkung darstellt.

Der Entschluss

Sollten Sie dieses Büchlein nicht für sich selbst, sondern für jemand anderen lesen, um den Sie sich Sorgen machen, bedenken Sie an dieser Stelle bitte: Alles bisher Gesagte ist für jemanden gedacht, der sich mit dem Gedanken trägt, mit dem Rauchen aufzuhören oder sich zumindest aus freien Stücken mit diesem Thema beschäftigen möchte. Verwenden Sie die Argumente besser nicht gegenüber jemandem, der dem Thema gegenüber nicht wenigstens ein kleines bisschen zugänglich ist. Es ist wie gesagt kein Thema, dem Sie mit Rationalität allein beikommen können.

Ein Raucher, der sich gar nicht mit dem Aufhören auseinandersetzen möchte, geht für gewöhnlich sofort in Opposition, auch wenn die Argumente noch so vernünftig sind. Und seien wir ehrlich: Er hat ja das Recht, seine Sucht dort auszuleben, wo das noch legal ist. Meine Vorgehensweise ist es jedenfalls nicht, jemandem etwas aufzudrängen, das dieser gar nicht haben oder wissen möchte. Mein Stil ist es, jemandem die Hand zu reichen und meine Erfahrung zur

Verfügung zu stellen, der das auch möchte. So schwer diese Erkenntnis also im Einzelfall sein mag: Wer Ihre Unterstützung nicht will, wird Sie als aufdringlich empfinden und sich trotzig dagegen versperren. Daher muss ich gegen eigene Interessen davon abraten, das Büchlein an jemanden zu verschenken, der Ihnen bereits signalisiert hat, dass Aufhören für Ihn kein Thema ist. Die gute Nachricht – für Sie und auch für mich: Die überwiegende Mehrheit der Raucher möchte früher oder später aufhören. Und dann kann man aber sehr wohl darauf hinweisen, dass ein Wunsch allein noch nie etwas verändert hat und dem Suchenden dabei helfen, seinen Entschluss zu fassen.

Wenn Sie also – und jetzt wende ich mich wieder an den Raucher selbst – erkannt haben, dass Sie kein Genießer sind, weil Sie rauchen, keine lästige schlechte Angewohnheit haben, sondern süchtig nach Nikotin sind, also der Realität ins Auge sehen, dass Sie einem zunächst mächtigen Feind gegenüberstehen, haben Sie den ersten Schritt zu Ihrer Befreiung getan. Lassen Sie jetzt nicht allzu viel Zeit vergehen, bis Sie den nächsten wagen, nämlich den festen Entschluss zu fassen, dem

Rauchen ein für alle Mal zu entsagen. Sie werden später erfahren, dass Ihr Feind gar nicht immer so mächtig ist, aber vorerst ist es hilfreich, den nötigen Respekt vor ihm aufzubauen und ihn als gefährlich anzuerkennen.

Sie haben bemerkt, dass ich die Sucht gelegentlich personifiziere und als „den Feind" oder „den Gegner" bezeichne. Das geistige Bild, das abzuspalten, was eigentlich ein Teil unserer selbst ist, halte ich für ein sehr einfaches, aber wirkungsvolles Mittel, das uns helfen kann zu verstehen, dass die Sucht oft agiert wie ein eigenständiges Wesen. Sie relativiert, was wir gestern noch gedacht haben. Sie agiert subtil und berührt uns perfide an den schmerzhaftesten Stellen. Sie benutzt unsere Ängste und spielt damit. Das tut sie so mühelos, weil sie uns kennt. Und sie kennt uns, weil sie ein Teil unserer Selbst ist. Das soll uns auf intellektueller Ebene natürlich weiter bewusst bleiben. Da sich bei der Raucherentwöhnung aber, wie schon erwähnt, weniger unser Verstand als mehr unsere Gefühlsebene als hinderlich erweist, kann es hilfreich sein, die Sucht abzuspalten und als Feind zu betrachten.

Versuchen Sie es, geben Sie ihr einen Namen. Am besten den Namen von jemandem oder von etwas, den oder das Sie absolut nicht ausstehen können.

Beschließen Sie also, Nichtraucher zu werden. Nein, fassen Sie den fixen Entschluss, Nichtraucher zu *sein*. Es zu „werden" ist nämlich zu unklar: Wann? Morgen? Im nächsten Jahr? Bei ersten Krankheitszeichen? Gar nicht gut! Seien Sie Nichtraucher, JETZT!

„Ich BIN Nichtraucher ab ..." ist also die richtige Diktion. Aber einige geistige Vorbereitungen sind dafür noch zu treffen.

Wird Ihnen gerade unwohl bei dem Gedanken? Denken Sie daran, was Sie verlieren werden? An eine Tasse Kaffee ohne Zigarette? Ich sage Ihnen etwas, was Sie mir vorerst wahrscheinlich noch nicht glauben können: Sie werden nichts verlieren, überhaupt nichts. Sie werden ausschließlich und ohne jede Einschränkung nur gewinnen! Es sind Ihre Gedanken, die Ihre Handlungen steuern, darüber besteht ja kein Zweifel. Es sind aber auch Ihre Gedanken, die Ihre Einstellung, Ihre Erwartung und Ihre Geisteshaltung beeinflussen.

Wenn Sie sich von Beginn an selbst vorsagen, wie schwierig das wird, wie schlimm die Entzugserscheinungen sein werden, wie viel Sie an Gewicht zunehmen werden, wie mies gelaunt Sie sein werden, dann wird all das so eintreten.

Wenn Sie sich aber auf das konzentrieren, was Sie gewinnen (Gesundheit, Freiheit, finanziellen Vorteil...), werden die Verlustängste zwar nicht sofort völlig verschwinden, aber doch ein wenig relativiert.

Ihre Gefühle bestimmen im Normalfall Ihre Gedanken. Drehen Sie den Spieß um: Gewöhnen Sie sich an, ausschließlich positive Gedanken zum Nichtrauchen zu denken. Sie werden rasch sehen, dass Sie damit Ihre Gefühlsebene beeinflussen können. Wenn Sie dies eine Zeit lang trainieren, können Sie damit Erstaunliches bewirken. Freuen Sie sich darauf, Nichtraucher zu sein, Sie haben allen Grund dazu.

Die Vorbereitungen

Bevor Sie mit sich selbst einen konkreten Termin für Ihren Rauchstopp vereinbaren, ist es sinnvoll, noch einige Vorbereitungen zu treffen. Die wichtigsten finden im Kopf statt: Überdenken Sie das bisher Gelesene oder lesen Sie den bisherigen Abschnitt dieses Büchleins noch einmal durch. Das dauert wenige Minuten und die sind gut investiert. Sie müssen verstehen, ja *wissen*, dass Sie sich von einer Sucht befreien und nicht auf einen Genuss verzichten. Das Wissen muss abrufbereit sein, denn Sie werden es brauchen, wenn Ihr inneres Teufelchen Ihnen auf der Schulter sitzt und verführende Argumente in Ihr Ohr flüstert. Und glauben Sie mir, das wird es tun.

Neben den inneren Vorbereitungen können und sollten Sie auch ein paar Vorkehrungen in der Außenwelt treffen:

- Erzählen Sie jedem, der es hören will, von Ihrem Vorhaben. Dadurch schaffen Sie sich Zeugen, die Sie gegebenenfalls anspornen und loben, oder –

wir wollen es nicht hoffen – von denen sie sich beobachtet fühlen, wenn Sie überlegen, sich eine anzustecken. Wir sind soziale Wesen und in der Regel ist uns keineswegs gleichgültig, was andere von uns denken.

Was der Ansporn anderer bewirken kann, ist jedem Fußballfan bekannt, der den Unterschied zwischen einem Heim- und einem Auswärtsspiel kennt. Leider ist aber auch der umgekehrte Effekt nicht zu unterschätzen: „Freunde" und Bekannte, die Ihnen den Erfolg missgönnen könnten oder die Ihnen die negative Version von Affirmationen wie z. B. „Das schaffst du ohnehin nicht" vorsagen, sollten Sie eine Zeitlang meiden. Oder grundsätzlich hinterfragen, ob Sie Umgang mit jemandem haben möchten, der Ihnen Erfolg offenbar nicht gönnt. Hilfreich ist in dieser Hinsicht aber sicher der Umstand, dass das Rauchen mittlerweile öffentlich in den meisten Ländern stark eingeschränkt und in Lokalen zumeist verboten ist.

Die Empfehlung, es jedermann zu erzählen, ist durchaus umstritten. Manche Experten empfehlen auch das genaue Gegenteil. Ich möchte diesen Ratschlag nicht generalisieren. Was sich für mich als goldrichtig erwiesen hat, kann für einen anderen Typus grundfalsch sein. Überlegen Sie, spielen Sie verschiedene Szenarien im Kopf durch, bevor Sie sich entscheiden.

• Basteln Sie sich kleine, scheckkartengroße Kärtchen mit kurzen, prägnanten Mitteilungen an sich selbst und stecken Sie sie in die Geldbörse.

Wenn Sie die Lust auf eine Zigarette überkommt, nehmen Sie sie her und betrachten Sie sie eine Minute lang. Der Sinn dahinter ist, dass Sie in Situationen geraten werden, in denen Sie völlig anderes denken als zu der Zeit, zu der Sie den Entschluss gefasst haben, Nichtraucher zu sein. Der kleine Teufel, der ein Teil Ihrer selbst ist, wird Ihnen, wie schon erwähnt, Dinge zuflüstern, die verglichen mit Momenten geistiger Klarheit, nicht von Ihnen selbst zu kommen scheinen. Mit einer solchen „Affirmation", das ist ein positiver Glaubenssatz, können Sie sich selbst an Ihren eigentlichen Wunsch, Nichtraucher zu sein, erinnern. Hier einige Beispielsätze:

Ich bin rauchfrei und frei von Sucht.

Ich liebe mein Leben, meine Familie und meine Freunde und ziehe daher ein gesundes und langes Leben vor.

Ich weigere mich, Sklave meiner Sucht zu bleiben.

Ich inhaliere reine Luft und atme reine Luft aus.

Ich bin sportlich und gesund. Rauchen macht mich hässlich und krank.

Meine Willenskraft ist stärker als meine Sucht.

Ich BIN Nichtraucher. Jeder, der das infrage stellt, meint es schlecht mit mir.

Rauchen ist eine Krankheit. Ich aber bin gesund.

Gehen Sie folgende Situation in allen Varianten immer und immer wieder im Geiste durch: Sie haben unbändige Lust auf eine Zigarette und überlegen allen Ernstes, die Sache hinzuschmeißen und eine zu rauchen. Sie widerstehen aber, trinken Mineralwasser oder lutschen ein (zuckerfreies) Bonbon, lenken sich dadurch ab und stellen nach 90 Sekunden fest, dass die Lust verschwunden oder zumindest auf ein erträgliches Maß gemindert ist. Spielen Sie dieses Szenario immer wieder im Kopf durch, gehen Sie dabei immer wieder als Sieger hervor.

- Um für die letztgenannte Versuchung zusätzlich gewappnet zu sein, überlegen Sie, was für Sie eine gute Ablenkung sein könnte und stellen Sie diese bereit:

Kaufen Sie (zuckerfreie) Bonbons oder Kaugummi und haben Sie diese immer dabei. Überlegen Sie, ob Sie der Typ sind, dem eine kurze sportliche Betätigung, wie z. B. zehn Liegestütze oder Kniebeugen zu machen, ein Ventil sein könnte. Wie auch immer: Stellen Sie sich darauf ein, dass die Versuchung in ihrer Intensität nicht kontinuierlich sein wird. Nach ein bis zwei Minuten wird Sie wieder abnehmen. Probieren Sie es aus, wenn Sie es nicht glauben.

- Überlegen Sie, womit Sie sich belohnen könnten. Was macht Ihnen Freude und hat keine Kalorien?

Wenn Sie bisher 20 Zigaretten täglich geraucht haben, sparen Sie täglich etwa 5 Euro. Gönnen Sie sich etwas dafür. Sie werden für den Rest Ihres Lebens als Nichtraucher so viel Geld sparen, dass es darauf jetzt nicht ankommt. Überlegen Sie, nach welchen Teilzielen Sie sich belohnen möchten. Nach 4 Wochen z. B. können Sie sich über ein Geschenk um 150 Euro freuen, ohne mehr als bisher ausgegeben zu haben. Oder Sie legen ein (elektronisches) Sparschwein an, auf das Sie ab nun den Betrag einzahlen, den sie für Zigaretten aufwenden würden. Nach zehn Jahren können Sie sich – auch unverzinst – z. B. einen schönen Gebrauchtwagen oder einen kleinen neuen Cityflitzer gönnen. Und wer weiß, was herauskommt, wenn Sie einen Aktiensparplan daraus machen.

• Vereinbaren Sie mit einem guten Freund oder einer guten Freundin, dass Sie bei Rückfallgefahr anrufen dürfen.

Diese Vertrauensperson sollte freilich jemand sein, von dem dann nicht zu erwarten ist, dass er Sie dann ohne Widerstand gewähren lässt. Am besten geeignet ist ein/e Exraucher/in.

Sie müssen nicht alle diese Vorschläge berücksichtigen. Falls einer für Sie so gar nicht passen sollte, lassen sie ihn weg. Aber nehmen Sie sie grundsätzlich ernst. Sie können Ihnen in entscheidenden Augenblicken Hilfe bieten. Und Sie sollten jede Hilfe annehmen, die Sie bekommen können.

Der Termin

Der beste Termin für einen „Rauchstopp" war der Tag nach der ersten Zigarette. Der zweitbeste – Sie ahnen es – ist heute. Das schockiert Sie jetzt, und das ist gut so. Denn so können Sie sich mit dem drittbesten Termin umso besser anfreunden: Ihrem persönlichen Termin. Denken Sie darüber von Anfang an nicht so, als ob Sie an Ihre Hinrichtung dächten. Dieser Zeitpunkt ist ein Rendezvous mit Ihrer Gesundheit, Ihrer Freiheit, Ihrer Zukunft. Sie verlieren nichts und gewinnen viel. Deshalb sollten Sie diesen Termin – der, wie gesagt, ohnehin der „nur" drittbeste ist – möglichst bald ansetzen. Typische Gedanken, die auch Ihnen wahrscheinlich jetzt durch den Kopf gehen, sind:

Ich habe gerade beruflichen oder privaten Stress. Im Augenblick wäre es daher besonders ungünstig.

In Kürze beginnt ein Urlaub. Wenn ich entspannt bin, rauche ich wirklich gerne. Im Augenblick wäre es daher besonders ungünstig.

Es bedarf keiner großen Erklärung, worauf ich hinauswill, oder? Es ist immer besonders ungünstig. Weil – Sie erinnern sich – Rauchen eben eine Sucht ist, die sowohl in Stressphasen als auch bei Entspannung „ganz besonders" befriedigt werden will. Außerdem: Wann hört Ihre derzeitige Stressphase auf? Nicht so bald? Eben. Suchen Sie sich also ein Datum, zu dem Sie einen Bezug haben, oder von dem aus Sie später stolz zurückblicken können, und das Sie sich gut als Ihren zweiten Geburtstag merken können. Und dann geht es los...

Der letzte Zug

Rauchen Sie am Vorabend Ihres ersten Tages als Nichtraucher Ihre letzte Zigarette. Der letzte Zug fährt ab. Paffen Sie dabei einige Züge ohne zu Inhalieren. Lassen Sie den Rauch etwas länger im Mund als sonst. DAS und nur das, was Sie jetzt wahrnehmen, ist der Geschmack. Heben Sie Filter und Asche Ihrer letzten Zigarette auf, füllen Sie diese Reste in ein verschraubbares Glas und stellen sie es in ein Bücherregal. Wenn Sie später Lust auf eine Zigarette haben und diese rein durch Nikotinsucht ausgelösten Gefühle mit Sehnsucht nach „Geschmack und Aroma" verwechseln, erinnern Sie sich an die gepafften Züge (mit diesen nehmen Sie durchaus auch Nikotin auf, aber deutlich weniger als mit den inhalierten) und riechen Sie an der Asche im Glas. Allein diese kleine Maßnahme hat schon viele Rückfälle verhindert. Ihre letzte Zigarette sollte auch die letzte sein, die Sie zu Hause haben. Halten Sie sich kein „Hintertürchen" offen, halten Sie keine Reservepackung bereit. Sie sind jetzt Nichtraucher, Sie haben dergleichen nicht nötig.

Haben Sie auch wirklich alles vorbereitet? Mit Freunden über Ihren Entschluss gesprochen? Die Kärtchen in die Geldbörse getan? Affirmationen im Kopf parat? Die Reste Ihrer letzten Zigarette im Glas? Unterschätzen Sie diese Hilfen nicht! Leider werden Sie nicht immer so motiviert bleiben, wie Sie es jetzt sind. Und dann können Ihnen diese „Kleinigkeiten" eine wertvolle Hilfe sein und Sie vor dem „Umfallen" bewahren.

Der Start ins neue Leben

Es geht also jetzt tatsächlich los: Tag 1 Ihres neuen Lebens als Nichtraucher ist gekommen. Haben Sie keine Angst, sondern freuen Sie sich und seien Sie stolz, dass Sie den Mut gefunden haben, diese dringend notwendige und womöglich schon lange aufgeschobene Sache endlich anzugehen.

Es ist nicht Ihr erster Versuch? Das macht nichts: Die Wahrscheinlichkeit, es nachhaltig zu schaffen, steigt sogar mit jedem Versuch! Das liegt vermutlich daran, dass man einfach eine Erfahrung gemacht hat, auch wenn man zunächst gescheitert ist. Diese Erfahrung wird idealerweise integriert, d. h. man weiß, warum man gescheitert ist und vermeidet diesen Fehler das nächste Mal. Die Wahrscheinlichkeit, tatsächlich Nichtraucher zu bleiben, steigt also mit jedem Versuch, völlig unabhängig von der gewählten Methode. Das ist eigentlich nicht überraschend und bezieht sich auf jeden Erfolg im Leben.

Dieser Umstand drückt sich auch in zahllosen Zitaten

und Sprichwörtern aus, z. B. in einer japanischen Weisheit: „Siebenmal hinfallen, achtmal wieder aufstehen."

Da ich – wie schon angedeutet – meine eigenen Erfahrungen nicht überbewerten möchte, werde ich diese erst in einem Kapitel am Ende des Buches beschreiben. Jeder Raucher ist anders: Manche rauchen 60 Zigaretten täglich und hören scheinbar plötzlich, nur durch reine Willenskraft auf. Manche rauchen täglich 5 Zigaretten und können sich nur sehr schwer lösen. Das hat weniger mit Schwäche, als vermutlich mehr mit genetischen Faktoren zu tun. Aber einen Umstand wage ich doch zu behaupten: Der erste Tag ist für die meisten Menschen nicht das Hauptproblem. Denn die Motivation ist hoch, alles, was man sich vorgenommen hat, ist geistig noch sehr präsent. Der eigentliche Entzug beginnt zwar, ist aber meist so mild, dass er leicht auszuhalten ist.

Planen Sie diesen Tag trotzdem durch. Sorgen Sie für Ablenkung, gönnen Sie sich etwas, was Sie sich sonst versagen würden. Ein freier Tag als Starttag hat also durchaus Vorteile, ist aber nicht zwingend nötig.

Sollten Sie wirklich Lust auf eine Zigarette bekommen, haben Sie mit sich selbst einen Stufenplan vereinbart. Dieser könnte z. B. so aussehen:

• Stufe 1 - Sie befriedigen das orale Bedürfnis.

Sie tun das – so keine gesundheitlichen Probleme oder Unverträglichkeiten dagegensprechen – natürlich möglichst kalorienarm. Halten Sie zuckerfreie Bonbons mit möglichst kräftigem Geschmack bereit und kauen Sie sie bei Bedarf. Trinken Sie (eventuell aromatisiertes) Mineralwasser mit Kohlensäure. Der Nikotinteufel hat so viele Versuchungen parat, ihn auf eine zu reduzieren wäre ein schwerer Fehler. Die Sucht ist – wie wir gesehen haben – die Hauptkomponente. Aber die vielschichtige Vernetzung von Geschmacks-empfindung, Aktivierung des Belohnungssystems, langjähriger Gewohnheit, Beschäftigung der Hände, Ritualpflege beim Auspacken und Anzünden etc. ergeben eine Art negatives „Gesamtkunstwerk", dessen einzelne Komponenten wieder bei jedem Raucher einen unterschiedlich starken Anteil haben. Fühlen Sie in sich hinein: Welche Komponente vermissen Sie in der jeweiligen Situation am stärksten? Wie könnten Sie sie ersetzen? (Er)finden Sie individuell für sich Ersatz für Haptik, Geschmack, Belohnung, Fingertätigkeit. Es gibt ihn! Das Einzige, was es nicht gibt, ist das EINE Produkt, das Ihnen die Zigarette insgesamt vollkommen ersetzen kann. Das ist auch der Grund, warum Nikotinersatzprodukte und Medikamente zur Nikotin-entwöhnung nur einen begrenzten Nutzen haben. Aber darüber erfahren Sie in einem der folgenden Kapitel noch etwas mehr.

• Stufe 2 - Affirmationen aus dem Gedächtnis abrufen

Das orale Bedürfnis zu stillen, hat geholfen und Sie kommen ohne Zigarette zurecht? Sehr gut. Solche „Anfälle" werden wiederkommen, das ist völlig normal, also versuchen Sie es auch als etwas Normales zu begreifen. Sie haben im Laufe Ihres Lebens sicherlich gelernt, viele Ihrer Bedürfnisse zurück-zustellen und sind damit zurechtgekommen. Dieses Bedürfnis ist deshalb schwieriger zurückzustellen, weil... – richtig, weil Rauchen eine Sucht ist, jetzt haben Sie's verstanden. Da wir das immer wiederholen, dürfen wir natürlich auch die guten Nachrichten nie vergessen: Leichte Nervosität, Schwitzen, etwas

Unruhe usw. sind nichts, was Sie in anderem Zusammenhang nicht spielend aushalten würden. Ich schreibe diese Zeilen zum Teil während der Covid-19-Pandemie im Jahr 2020. Gäbe es jetzt bereits Medikamente, die diese Erkrankung verhindern bzw. behandeln können und die genau die Nebenwirkungen zeigen, die ein Raucherentzug bietet, würde das nur wenige Menschen vor deren Einnahme abhalten. Und das völlig zurecht: Im Prinzip haben wir es auch beim Zigarettenkonsum mit einer potenziell lebensbedrohlichen, praktisch immer aber mit einer lebensverkürzenden „Erkrankung" zu tun, für deren Behandlung es sich extrem lohnt, Nebenwirkungen in Kauf zu nehmen, die noch dazu mild, ungefährlich und rasch vorübergehend sind.

Sollte Ihnen aber die orale Ablenkung keine Erleichterung gebracht haben, geben Sie selbstverständlich nicht auf, sondern ziehen „Plan B" aus dem Ärmel bzw. aus der Geldbörse, Ihre bereits vorbereiteten Affirmationen und Motivationssprüche in Scheckkartengröße.

Natürlich bleibt es Ihnen überlassen, was genau Sie auf

die Kärtchen schreiben, die Sie immer mit sich tragen. Passen Sie den Inhalt Ihren Vorlieben und Ihren wichtigsten Motivatoren gemäß an. Auch ein schriftlich festgehaltener, kurzer Vertrag, den Sie mit sich selbst geschlossen haben, kann sinnvoll sein.

Ich, ..., verpflichte mich mir selbst gegenüber ab ... bis einschließlich ... nicht zu rauchen. Ausfüllen und unterzeichnen! Das kommt Ihnen kindisch vor? Mag sein, aber ist es für einen Außenstehenden tatsächlich kindischer, als dass ein Erwachsener im Vollbesitz seiner geistigen Kräfte ein Stück Gift anzündet, daran nuckelt und den entstehenden Rauch dabei absichtlich einatmet? Na, sehen Sie. Falls Sie sich – zurecht – fragen, wieso der Vertrag ein Enddatum tragen soll und Sie nicht gleich davon ausgehen sollen, ihn „auf ewig" zu schließen: In diesem Fall halte ich eine „Politik der kleinen Schritte" für zielführender. „Für immer" ist für viele Menschen ein Begriff, der sie verschreckt. Verstehen Sie das nicht falsch, natürlich sollen Sie „für immer" Nichtraucher sein. Aber auf dem Weg dorthin soll und darf es auch Teilerfolge geben. Den Vertrag erfüllt zu haben, kann ein solches motivierendes

Teilziel sein. Wenn Sie ihn erfüllt haben, belohnen Sie sich (nicht mit Nikotin) und setzen Sie gegebenenfalls einen neuen Vertrag für den nächsten Zeitabschnitt auf.

Erinnern Sie sich: Sie haben auch eine kurze Nachricht an sich selbst geschrieben, für den Fall, dass Sie in Ihrer Lust auf Nikotin ganz anders denken als zu der Zeit, in der Sie den Entschluss gefasst haben, dem Rauchen zu entsagen. Lesen Sie sie durch und versuchen Sie sich zu erinnern, was Sie beim Verfassen der Zeilen gefühlt haben.

- Stufe 3 – Hilfe von außen

Auch das Lesen Ihrer Affirmationen, Ihres Vertrags und Ihrer Nachricht an sich selbst helfen nicht? Bitte beachten Sie: Wenn Sie danach eine halbe Stunde oder gar eine Stunde nicht oder nicht in quälender Art an Zigaretten denken, haben diese Maßnahmen sehr wohl geholfen. Die Lust kommt zyklisch wieder, das ist normal, darauf sind Sie vorbereitet. Von einem Versagen dieser Routinen sprechen Sie erst, wenn Sie kontinuierlich von dem Gedanken an Rauchen besessen sind und auch dazwischen keine Erleichterung erfahren.

Bevor Sie jetzt dem Verlangen nachgeben und danach sehr traurig sind, rufen Sie den Freund/die Freundin an, den/die Sie vorher gebeten haben, sich als „Coach" bereit zu halten. Wie erwähnt eignet sich ein Ex-Raucher dafür am besten. Jemand, der nie geraucht hat, bringt in der Regel wenig Verständnis dafür auf, dass Sie nicht ganz einfach die Zigaretten weglegen und kein Wort mehr darüber verlieren. Und jemand der raucht, eignet sich aus naheliegenden Gründen ebenso wenig. Dieser Freund – selbstverständlich eignet sich auch ein Familienmitglied – sollte Ihnen zuhören können, echtes Interesse an Ihnen und damit an Ihrer Gesundheit zeigen und Geduld mit Ihnen haben. Denn es könnte freilich sein, dass Sie ihn öfter bemühen müssen.

• Stufe 4 – Nikotinersatzprodukte

Wenn Sie auch nach diesem Gespräch – in der Praxis wird das zumeist ein Telefonat sein – ohne zwischendurch Erleichterung erfahren zu haben, unbändige Lust verspüren zu rauchen, sich also weiter vom „Umfallen" bedroht fühlen, sollten Sie sich von kompetenter Seite her (Arzt, Apotheker) über Nikotinersatzprodukte informieren.

Ich halte sehr viel von den Büchern des berühmten Allen Carr und kann Ihnen deren Lektüre nur empfehlen. Ich selbst habe sie erst aus reinem Interesse gelesen, nachdem ich schon lange Nichtraucher war. Aber in einer Hinsicht irrt Carr meines Erachtens: Er hält den Nikotinersatz in jedem Fall für völlig unnötig und generalisiert damit eine Erfahrung, die er gemacht hat, die aber keineswegs auf alle Raucher zutrifft. Ich habe keinen Zweifel daran, dass für Allen Carr ein Nikotinersatz nicht der richtige Weg gewesen wäre, dass er vielen Menschen mit seiner Methode geholfen hat und ihm somit eine gewaltige Anerkennung gebührt. Auch ich habe schließlich keinen Nikotinersatz verwendet. Gleichzeitig kenne ich aber auch zahlreiche Ex-Raucher, die es genau damit geschafft haben und das sollte man nicht einfach vom Tisch wischen. Wie schon oft erwähnt: Menschen sind verschieden und kommen auf unterschiedlichen Wegen ans Ziel. Das bestätigt sich ganz besonders in Bezug auf das Rauchen sowie den Stellenwert der physischen Abhängigkeit und der Co-Faktoren an der Gesamtproblematik. Die dem Menschen tief innewohnende Sehnsucht nach einfachen Erklärungen und einfachen Lösungen kann hier leider nicht befriedigt werden. Die häufig ins Treffen geführte Sorge, schließlich von Nikotinkaugummi abhängig zu sein, ist jedenfalls unbegründet: Selbst wenn es jemandem nicht gelänge, davon loszukommen, so lebte er viel gesünder als bisher, denn zusätzlich zu Nikotin belasten nicht hunderte, wenn nicht tausende weitere Giftstoffe den Körper.

Für Medikamente, die den Entzug unterstützen sollen, gilt grundsätzlich das Gleiche. Noch wichtiger ist hier jedoch die ärztliche Beratung, denn diese Medikamente sind auch durchwegs verschreibungspflichtig.

Die E-Zigarette (Vaporizer)

Da die E-Zigarette oder elektrische Zigarette derzeit als die modernste und umstrittenste Möglichkeit zur Nikotinentwöhnung gesehen wird, muss ich ihr ein Kapitel widmen, obwohl sie das eigentlich nicht verdient hat. Da ich aber, wie Sie schon bemerkt haben, kein Schwarzweißmaler bin, sondern weiß, dass die Welt aus zahlreichen Grautönen besteht, beginne ich mit den positiven Aspekten:

Ich kenne Menschen, die vom Zigarettenrauchen gänzlich auf E-Zigaretten umgestiegen sind. Das ist aber eine subjektive Beobachtung, wissenschaftliche Daten und verlässliche Zahlen dazu, gibt es meines Wissens zu dem Thema noch nicht. Wenn wir jedoch davon ausgehen, dass das so ist, ist nach momentanem Wissensstand das Dampfen vermutlich tatsächlich deutlich weniger schädlich als das Rauchen. Plausibel wäre das, schließlich entfällt der Verbrennungsprozess und damit werden deutlich weniger problematische Stoffe aufgenommen. Allen voran entfällt die Inhalation des als krebserregend bekannten Formaldehyds.

Von allen Methoden, Nikotin zu ersetzen ist das Dampfen einer E-Zigarette dem Rauchen am ähnlichsten. Das Gute daran ist, dass neben der Nikotinsubstitution auch die Motorik der Finger bedient wird und das Saugen und Inhalieren mit dem Zigarettenrauchen praktisch ident sind. Damit sind wir aber gleichzeitig bei den negativen Punkten: Die E-Zigarette ist der Zigarette **zu** ähnlich. Man muss kein Verschwörungstheoretiker sein, um den Verdacht zu äußern, dass es hier wohl weniger um einen Ausstieg aus der Nikotinsucht als mehr um einen Umstieg in eine andere Form davon geht. Vielleicht sogar um den Einstieg Jugendlicher, wenn man die zur Verfügung stehenden Fruchtaromen betrachtet. Anders als bei Nikotinpflaster und -kaugummi ist es also sehr leicht, daran hängenzubleiben und von einer Abhängigkeit in eine andere zu geraten.

Es gibt allerdings auch „Liquids" – so nennt man die Substanzen, mit denen die E-Zigarette befüllt wird – gänzlich ohne Nikotin. Diese verkaufen sich jedoch wesentlich seltener als diejenigen mit Nikotin. Wenn man aber konsequent stufenweise zu Liquids mit immer geringerem Nikotingehalt greift und schließlich bei einem nikotinfreien Liquid landet und dabei bleibt, kann man nach dem heutigen Wissensstand seiner Gesundheit einen großen Gefallen tun und als Individuum davon profitieren. Gesellschaftlich gesehen besteht aber das Problem, dass in der Praxis Jugendliche mit nikotinfreien Liquids beginnen und sich zur Zigarette „hocharbeiten".

Das Teufelchen

Gerade weil, objektiv gesehen, die eigentlichen sogenannten Entzugserscheinungen gar nicht so schlimm sind, ist meist nicht der erste Tag des Nichtrauchens das Hauptproblem. Wie schon gesagt, die Motivation ist zu dieser Zeit in der Regel hoch, man ist auf sein Ziel fokussiert, will am Abend stolz sein und stellt sich die Sache oft auch schlimmer vor, als sie dann tatsächlich ist. Das Problem zeigt sich in den folgenden Tagen: Jetzt wird man nicht mehr ständig gelobt oder gefragt, wie es einem denn gehe. Man beginnt womöglich in der Einhaltung der Empfehlungen dieses Büchleins ein wenig schlampig zu werden und das innere Teufelchen erholt sich von seinem ersten Schock und nimmt wieder selbstbewusst auf einer Ihrer Schultern Platz. Und es beginnt seine Versuchungsformeln zu flüstern, die sich so individuell anfühlen und doch bei so vielen Menschen die gleichen sind:

Geh, wem willst du denn etwas beweisen? Seit wann kümmert dich, was andere über dich denken? Eine *einzige Zigarette, das schadet doch nicht, früher hättest du um diese Tageszeit schon 10 geraucht. Kaffee und Zigarette gehören zusammen, rauche doch wenigstens drei Mal am Tag zum Kaffee. Und es ist **doch** ein Genuss, da können irgendwelche selbsternannten Experten sagen, was sie wollen ...*

Wenn Sie schon Entzugsversuche hinter sich haben, erkennen Sie sich jetzt wahrscheinlich wieder. Aber wie können Sie der Versuchung widerstehen? Nun, zunächst machen Sie sich einmal mehr bewusst, dass das Teufelchen ein Teil von Ihnen ist, dass Sie sich selbst in Versuchung führen. Sie selbst können Ihre Gefühle nicht immer direkt beeinflussen, obwohl das in einem gewissen Maße möglich ist, aber das erfordert jahrelanges Training. Aber Sie können Ihr Denken direkt beeinflussen und Ihr Denken beeinflusst in der Folge Ihre Gefühle. Lassen Sie Ihre Gedanken nicht frei, so haben Sie Ihr Teufelchen im Griff. Sie können das nicht glauben?

Machen Sie folgende einfache Übung: Denken Sie einen Satz, dessen Aussage Sie eigentlich nicht glauben, so als ob Sie jemanden zitieren würden. Ein völlig willkürliches Beispiel: „Berlin ist die Hauptstadt von Belgien." Geschafft? Und das können Sie mit absolut jedem denkbaren Satz. Wenn Ihr Teufelchen Ihnen also einflüstert, sich doch eine einzige „Genusszigarette" zu gönnen, so behaupten Sie sich dagegen und denken ganz bewusst und entschieden das Gegenteil, unabhängig davon, ob Sie zu diesem Zeitpunkt sicher sind, welchem der beiden Glaubenssätze Sie folgen werden: „Ich bin Nichtraucher, und das werde ich bleiben". Im Prinzip ist das, was das Teufelchen Ihnen einsagt nichts anderes als eine Art „inneres Jammern". Die Sucht lehnt sich dagegen auf, besiegt zu werden. Wenn Sie auf bewusster Ebene in das Jammern mit einstimmen, werden Sie den Kampf verlieren. Denken Sie bewusst das Gegenteil, widersprechen Sie sich selbst: „Wirst du wohl still sein! Willst du mich umbringen? Ich bin der Stärkere von uns beiden!" Wenn Ihnen das wieder kindisch vorkommt, dann denken Sie daran, dass Sie diesen Dialog irgendwie ohnehin führen. Nicht so klar ausformuliert, mehr in der Art von zwei Stimmungslagen, die gegeneinander gerichtet verschiedene Interessen verfolgen. Diese Tatsache gleich als klaren

Dialog eindeutig auszuformulieren, holt ihn aus dem Unterbewussten und macht Ihnen die Hinterhältigkeit des Teufelchens bewusster. Ihr Gegner wird sichtbarer und Sie können Ihn leichter besiegen.

An dieser Stelle muss ich Ihnen eine schlechte Nachricht übermitteln: Das Teufelchen wird lange über die drei Wochen hinaus, die durchschnittlich für den körperlichen Entzug zu veranschlagen sind, keine Ruhe geben und Sie wieder und wieder in Versuchung führen wollen. Auch meines meldet sich noch gelegentlich, nach über 11 Jahren des Nichtrauchens! Die gute Nachricht in diesem Zusammenhang ist: Es wird leiser und leiser und seine Chancen, Ihnen noch etwas anzutun, sinken stetig. Meines rührt sich alle paar Monate mal kurz mit einem Satz wie z. B.: „Aber gib zu, das war doch schon schön, am Morgen mit Kaffee und Zigarette im Garten zu stehen und sich so in aller Ruhe geistig auf den Arbeitstag vorzubereiten?" Ich reagiere dann mit einer Mischung aus Respekt und Verachtung: Wie mächtig muss eine Sucht sein, dass Sie es schafft, so weit über den Entzug hinaus, solche Gefühle als eine Art „Flash-Back" hervorzurufen? Und wie lächerlich und chancenlos ist das Teufelchen heute bei mir. Alle paar Monate ein paar Minuten, nein, eher nur Sekunden der Versuchung, das tut meiner Lebensqualität keinen Abbruch. Im Gegenteil, es schärft meine Sinne und lässt mich einen Fehler nicht begehen, den ich früher bereits begangen habe und der gerade nach Jahren noch der häufigste Grund für Rückfälle ist. Es fühlt sich so völlig normal, sicher und stabil an, Nichtraucher zu sein, dass man gerade deshalb auf den wirren Gedanken kommt, ganz gelegentlich in besonderen Situationen rauchen zu können. Aber dazu folgt später ein eigenes Kapitel.

Der Rückfall

Jeder gescheiterte Entzugsversuch beginnt mit einer einzigen Zigarette. Selten hat jemand dabei Gedanken wie: „Aus, vorbei, ich breche ab und rauche ganz normal weiter." Meist denkt man eher: „Eine einzige Zigarette nur, nur jetzt, aufgrund dieser ganz besonderen Situation, danach bin ich sofort wieder Nichtraucher." Wenn sie dann geraucht ist, folgt: „Mist, aber jetzt ist es auch schon egal, dann rauche ich eben wieder." Die Sache hat also zwei scheinbar widersprüchliche Aspekte.

Einerseits ist **eine** Zigarette eben wirklich nur **eine** Zigarette. Und der oft verwendete Eigen-Trost: „Normalerweise hätte ich jetzt ja schon zehn Zigaretten geraucht" ist absolut zutreffend. So problematisch und vermeidenswert ein solcher „Umfaller" also ist, ein Grund, die Sache generell in Frage zu stellen und deshalb gar abzubrechen, ist er definitiv nicht. Wenn „es" also passiert ist, gibt es für „danach" nur eine einzige sinnvolle Verhaltensweise: Abhaken, nach vorne schauen, wieder Nichtraucher sein. Auf gar keinen Fall darf aus dem einzelnen Umfaller ein genereller Rückfall werden. Und diese Gefahr besteht natürlich, denn oft wird der „Umfaller" auch als eine Art Ausrede dafür verwendet. Dazu besteht aber keine Veranlassung.

Ein Beispiel dazu aus einem anderen Bereich soll dies veranschaulichen. Jemand möchte Gewicht reduzieren, hat sich eine Diät auferlegt und isst gedankenverloren, quasi „im Vorbeigehen" ein kleines Stück von einer angebrochenen Tafel Schokolade. Es ist fast nichts passiert, jemand hat eben nur **ein** kleines Stückchen Süßes gegessen. Aber jetzt kommt's: Dieser Jemand denkt sich kurz einmal: „Mist, umgefallen!" und isst die ganze Tafel auf.

Haben Sie dafür Verständnis? Ist Ihnen dieses Denkmuster von sich selbst bekannt? Sie müssen sich dafür nicht schämen, Sie sind in guter Gesellschaft. Aber machen Sie sich bewusst, was hier genau passiert und hüten Sie sich davor, in diese Falle zu tappen. Es war nur ein Stückchen Schokolade, es war nur eine einzige Zigarette und nicht mehr.

Aber verstehen Sie meine Erklärung keinesfalls als völligen Freibrief für einen Umfaller. Denn die verführerischen Worte des Teufelchens: „Komm, eine Einzige macht gar nichts, das steht ja sogar in deinem Buch!", sagt Ihnen definitiv nicht der Autor dieser Zeilen. Es geht nicht darum, eine einzige Zigarette zur Bagatelle zu erklären, sondern darum, das Beste daraus zu machen, wenn nun einmal bereits ein Ausrutscher passiert ist.

Sollten Sie aber irgendwelche äußeren Umstände als Ausrede benutzt haben, Ihr Projekt abzubrechen und wieder mehrere Zigaretten täglich zu rauchen, so stehen Ihnen zwei Optionen offen:

• Sie pfeifen darauf, bemitleiden sich selbst, geben anderen oder „den Umständen" die Schuld und rauchen weiter. Sie ahnen schon anhand der Formulierung, dass ich Ihnen diese Variante nicht empfehle. Denken Sie gerade jetzt daran: Mit jedem gescheiterten Versuch steigt Ihre Erfahrung. Sie wissen, was Sie falsch gemacht haben und Sie wissen das am besten genau jetzt, während die Erinnerung noch frisch ist. Mit all den Ausreden, die

Sie sich und anderen in der nächsten Zeit erzählen werden, verfälscht sich diese Erinnerung ein wenig, mitunter so sehr, dass sie unbrauchbar wird.

• Also ergibt sich zwangsläufig nur eine einzige sinnvolle alternative Option: Nutzen Sie diese Erfahrung und starten Sie Ihren nächsten Versuch genau jetzt. „Zurück an den Start", was ist schon dabei? Oder, andersherum gefragt: Was ist besser an der Option „Aufgeben"? Starten Sie also neu durch, aber wieder ganz „sauber": Bereiten Sie sich geistig vor, sprechen Sie mit Ihrem Vertrauten über das, was passiert ist und lesen Sie konzentriert Ihre Affirmationen. Definieren Sie ganz genau für sich, welchen Fehler Sie gemacht haben und überlegen Sie, wie Sie ihn nächstes Mal vermeiden. Und dann legen Sie – sehr zeitnahe – einen neuen Starttermin fest. Und lesen dieses Büchlein ab „Der Entschluss" nochmal.

Wenn es zu einem „Umfaller" gekommen ist, Sie also eine Zigarette geraucht haben, so ist das zwar keine Bagatelle, aber ein Grund, Ihr Vorhaben generell abzubrechen, ist es keineswegs. Reden Sie mit Ihrem Vertrauten, lesen Sie Ihre Affirmationen und versuchen Sie in das Gefühl zu kommen, das Sie zu Beginn des Projekts hatten. Es ist keine Schande zu stürzen, es ist eine Schande liegen zu bleiben.

Reduktion

Jüngst wurde auch von sehr kompetenten Suchtexperten eine Strategieänderung in Bezug auf die Raucherentwöhnung vorgeschlagen. Ihre Aussage ist grundsätzlich korrekt, völlig nachvollziehbar, sehr richtig und trotzdem Bruch eines jahrzehntealten Tabus:

Drei Zigaretten täglich sind besser als vierzig Zigaretten täglich.

Mit diesem einfachen Satz ist aber der bislang ausnahmslos angestrebte vollständige Rauchstopp, keineswegs vom Tisch. Einige handfeste Nachteile bleiben bei diesem Vorgehen:

Auch „nur" drei Zigaretten täglich haben eindeutig nachweisbaren, schädigenden Einfluss auf Ihre Gesundheit, vor allem auf Ihr Herz. Dass 40 Zigaretten täglich noch viel schlimmer sind, ändert an diesem Umstand leider nichts.

Sie bleiben abhängig, lösen sich davon nicht und sind

in der Folge nie richtig frei. Sie freuen sich auf jede der drei Zigaretten über alle Maßen und das Rauchen als solches hat eine noch größere Bedeutung für Ihr Leben als bisher.

Die Gefahr, bei Auftreten von Stressoren aller Art, sei es beruflich oder privat, die Menge der täglichen Dosis zu steigern, ist ungleich größer als der „große Rückfall" nach einem völligen Stopp. Die Hemmschwelle liegt einfach deutlich niedriger, zunächst mehr zu rauchen, als nach langer Pause wieder zu beginnen.

Die Zahl derer, die es nachhaltig schaffen, einen bisher hohen Konsum deutlich einzuschränken, ist sehr gering. Für die meisten Menschen ist ein Stopp leichter und vor allem anhaltender zu erreichen als eine Reduktion. Diese ist eine Art „zweitbeste" Lösung für sehr wenige Menschen.

Ich möchte Reduktion nicht von vornherein völlig verwerfen, denn jede nicht gerauchte Zigarette ist eine gute Zigarette. Aber es ist nicht das, was Sie primär anstreben sollten. Vielleicht ist es für jemanden, der zahlreiche Entzugsversuche erfolglos hinter sich gebracht hat, der auch durch Nikotinersatz und Medikamente keine Unterstützung erfahren konnte, der „alles schon versucht" hat, eine Möglichkeit, in einem bestimmten und mit der Lebensqualität verträglichen Maß, seine Gesundheit zu verbessern. Aber ein vollwertiger Ersatz für ein Dasein als freier Nichtraucher ist es leider nicht.

Macht Rauchen schlank?

„Raucher sind seltener übergewichtig als Nichtraucher" - so sagt ein oft bemühtes Klischee. Und leider ist ein Fünkchen Wahrheit dran: Entsprechende Quellen geben als Richtwert etwa 200 Kilokalorien an, die der Stoffwechsel des Rauchers täglich mehr verbraucht als der des Nichtrauchers. Bei gleichbleibender Ernährung und Bewegung ist also mit einer geringen Gewichtszunahme zu rechnen. Die gute Nachricht: 200 kcal sind nicht viel, sie entsprechen im Mittel etwa einem Spaziergang von 30 Minuten. Dieses Mehr an Bewegung fällt den meisten Ex-Rauchern relativ leicht: Durch den Verzicht auf Zigaretten erholt sich der Körper rasch, das Bewegungsbedürfnis und die Freude an Bewegung steigen und bei Berücksichtigung aller Empfehlungen kommt es gelegentlich sogar zu einer Gewichtsreduktion. Eine solche sollte aber vorerst nicht unbedingt auf Ihrer Agenda stehen, streben Sie zunächst lediglich an, Nichtraucher zu bleiben und nicht zuzunehmen.

Wenn Sie also nur 30 Minuten täglich mehr an

Bewegung – und wir reden gar nicht von „richtigem" Sport – in Ihren Tagesablauf einbauen können, ist Ihre Energie-bilanz gegenüber bisher ausgeglichen. Bleibt noch ein Problem, das ich keinesfalls verschweigen will: die häufig gesteigerte Kalorienzufuhr des angehenden Nichtrauchers. Wie Sie schon ahnen werden, handelt es sich auch dabei um ein vielschichtiges Problem aus oraler Ersatzbefriedigung, Bedürfnis nach Beruhigung bei gesteigerter Nervosität, Verlangen nach Aktivierung des Belohnungssystems u. v. a. mehr. Das eine, universale Wundermittel gibt es leider auch hier nicht. Aber Vorbereitung ist alles: Verbannen Sie anfangs Süßigkeiten und Salzgebäck aus Ihrem Einkaufswagen, denn was Sie nicht zu Hause haben, kann Sie nicht in Versuchung führen. Ersetzen Sie sie durch kalorienarme, gesunde Snacks: Je nach persönlicher Vorliebe können das z. B. Karotten, Tomaten oder Gurken sein, die Sie in mundgerechte Stücken vorbereiten und in einem Gefäß mit zur Arbeit nehmen. Obst eignet sich ebenfalls vorzüglich, hier müssen Sie jedoch bedenken, dass manche Obstsorten von der Kalorienbilanz her nicht zu unterschätzen sind. Sollten Sie Rohes nicht vertragen, eignen sich für Sie möglicherweise kalorienarme Reiswaffeln. Führen Sie unterwegs immer zuckerfreien Kaugummi und / oder zuckerfreie Bonbons mit sich.

Sollten Sie jedoch trotz allem an Gewicht zulegen, dann führen Sie sich stets vor Augen, dass wieder mit dem Rauchen zu beginnen, die absolut schlechteste aller Ihrer Optionen ist. Nutzen Sie die Ihnen jetzt zur Verfügung stehende Atemluft für „richtigen" Sport. Je nach Alter und Fitnessgrad muss das keineswegs Laufen sein, wenn Sie das nie mochten. Stellen Sie ein Zimmerfahrrad vor den Fernsehapparat! Turnen Sie während der Nachrichten! Überlegen Sie für sich etwas, das Ihnen Spaß macht. Wichtig ist, dass es sich um etwas handelt, das Sie täglich tun werden, nicht bloß einmal oder gelegentlich. Und hinterfragen Sie jeden kleinen Gedanken an eine Zigarette zum Zweck der Gewichtsreduktion danach, ob es sich nicht nur um eine willkommene Ausrede handelt, um ohne Gesichtsverlust wieder rauchen zu können.

Der neue Alltag

Die ersten drei Tage sind einerseits, wenn man rein den körperlichen Entzug betrachtet, die schlimmsten. Aber der körperliche Entzug ist nicht wirklich hart, wenn man sich nur ein wenig darauf vorbereitet. Jeder kleine grippale Infekt ist schlimmer und Sie haben das schon oft ausgehalten. Außerdem sind, wie erwähnt, zu diesem Zeitpunkt bei den meisten angehenden Nichtrauchern die Motivation und die Achtsamkeit noch hoch und man überlegt sehr genau, was man tut. Durchschnittlich beginnen die Entzugserscheinungen bereits nach drei Tagen etwas schwächer zu werden, um nach drei Wochen gänzlich zu verschwinden. Da aber der körperliche Entzug nur einer von vielen Aspekten der Entwöhnung ist, ist es dann leider noch nicht ganz geschafft. Jetzt beginnt sich eine Falle zu öffnen, die sich in Ihrem ganzen Leben nie wieder schließt. Das klingt bedrohlich, aber wie immer habe ich auch hier eine gute Nachricht für Sie: Sie dürfen bloß nicht hineintappen. Und das sollte Ihnen leichtfallen, wenn Sie wissen, wo diese Falle steht und wie Sie aussieht.

Nach und nach spüren Sie, wie gut sich das Leben als Nichtraucher anfühlt. Sie haben anfangs vielleicht mehr gehustet als bisher, weil Ihre Atemwege sich gereinigt haben. Das ist normal, aber auch diese Phase ist, wie die Entzugserscheinungen, bald vorbei. Sie denken zwar noch öfter an eine Zigarette, aber mit den beschriebenen Techniken können Sie diese Gedanken gut vertreiben. Manchmal erscheint es Ihnen schon richtig lächerlich, welches Aufsehen Sie rund um die Entwöhnung gemacht haben, Sie können sich gar nicht mehr vorstellen, vom Rauchen abhängig zu sein. Und dann kommt bei vielen Menschen – auch ich bin gleich mehrmals in diese Falle getappt – der völlig absurde Gedanke hoch: Wenn es sich so natürlich anfühlt, nicht zu rauchen, von Zigaretten also offenbar doch wenig Suchtgefahr ausgeht, dann könnte ich doch – nur ganz gelegentlich, nur bei besonderen Anlässen – eine einzige Zigarette rauchen. Die folgenden Sätze sind vielleicht die wichtigsten in diesem gesamten Büchlein, vergessen Sie sie nie:

Tun Sie das unter keinen Umständen, denken Sie absolut nie daran, jetzt gelegentlich rauchen zu können. Es wird auf keinen Fall funktionieren.

Ich habe des Öfteren mit Menschen gesprochen, die behauptet haben, dass ich Unrecht hätte, dass Sie genau das geschafft hätten, nämlich gelegentlich, z. B. einmal die Woche, beim Ausgehen, eine einzige Zigarette zu rauchen. Wenn ich dann gefragt habe, wie lange ihnen dieses Kunststück denn nun schon gelänge, kamen Zeitangaben zwischen zwei Wochen und zwei Monaten. Und wenn wir nach einem halben Jahr erneut über die Problematik gesprochen haben, waren sie alle wieder auf ihrem Pensum, sie waren ausnahmslos wieder Raucher geworden.

Bitte, nehmen Sie diese Falle ernst! Kaum jemand beschließt bewusst nach mehreren Wochen der Enthaltung, wieder so zu rauchen, wie er es jahrelang getan hat. Praktisch jeder, der in dieser Phase rückfällig wird, „möchte nur mal eine Einzige probieren". Viele tun das absurderweise, gerade weil es sich so gut anfühlt, nicht zu rauchen. Und obwohl das Rauchen schon einmal im Leben ein Riesenproblem war, kann man sich daher nicht vorstellen, nochmal abhängig zu werden. Und wird es genau deshalb wieder.

Seltsam, oder? Aber so ist der Suchtteufel (die verniedlichende Form „Teufelchen" soll an dieser Stelle bewusst entfallen), klug und heimtückisch. Sie schaffen es nur, wenn Sie klüger sind. Heimtückisch müssen Sie dazu aber nicht werden.

Schlüsselsituationen

Ein weiteres Problem mit hoher Rückfallgefahr sind die sogenannten Schlüsselsituationen, also Situationen, die im Kopf eng mit dem Rauchen verknüpft sind, wie z. B. „der Klassiker", die Zigarette zum Kaffee. Wie schon oft erwähnt: Menschen sind verschieden, und so kann es dazu leider keine allgemeingültigen Empfehlungen geben. Je nach der persönlichen Erfahrung des Autors wird in anderen Büchern empfohlen, entweder diese Auslöser anfangs zu meiden oder eben das genaue Gegenteil davon, nämlich sich von Beginn an damit zu konfrontieren. Niemand kennt Sie besser als Sie sich selbst. Schätzen Sie daher selbst ein, was für Sie besser ist. Aber tun Sie das so, dass Sie hierfür einen Plan haben und diese wichtige Sache nicht dem Zufall überlassen. Was spricht also für welche Strategie?

- Vermeidung des Auslösers

    Wie Sie gelesen haben, ist beim Zigarettenkonsum die Nikotinabhängigkeit bei weitem nicht das einzige und für viele Menschen auch nicht das größte Problem. Ein kompliziertes Netzwerk ist über Jahre hinweg entstanden, ja erlernt worden, und genauso wie man Klavier spielen oder Schi fahren nie gänzlich verlernt, kann man dieses Netzwerk auch nie wieder vollkommen auflösen. Aber man kann es in den Hintergrund drängen, einige Aspekte davon „vergessen" und es damit schwächen. Die typischen Situationen, die besonders positiv mit der Zigarette verknüpft waren, wie z. B. in einer Arbeitspause im Freien mit (rauchenden) Kollegen zu sprechen, abends bei einem Glas Wein zu sitzen oder eben der berühmte Kaffee sind ein entscheidender Teil des Netzwerks. Somit kann es absolut hilfreich sein, diese Situationen einfach eine Zeitlang zu meiden, um nicht in Versuchung geführt zu werden.

- Konfrontation mit dem Auslöser
  Die andere Sichtweise besagt, dass diese Auslöser zwar potenziell bedrohlich sind, bagatellisiert sie nicht, aber weist darauf hin, dass Sie ihnen ohnehin nicht dauerhaft aus dem Weg gehen können. Solange Sie sich nicht mit Ihnen konfrontieren, bleiben Sie gefährlich, also treten Sie ihnen besser

gleich gegenüber und gewöhnen Sie sich somit frühzeitig an sie. Auch dieser Aspekt kann – je nach Ihrem Empfinden – absolut richtig sein.

Wenn Sie sich damit identifizieren, beachten Sie Folgendes: Sind Sie mit einer Gruppe zusammen, in der geraucht wird oder man sich sogar ausdrücklich zum Rauchen trifft, wie z. B. mit Kollegen in einer Arbeitspause, sprechen Sie das Problem ganz eindeutig an und bitten um Unterstützung. Sie bringen damit persönliche Wertschätzung zum Ausdruck, denn Sie möchten ja Teil der Gruppe bleiben, auch ohne das „gemeinsame" Rauchen.

Wenn Sie Ihren Kaffee weiterhin genießen möchten, so tun Sie das ganz bewusst, schmecken Sie genau hin. Rasch werden Sie merken, dass Ihr Geschmacksinn und Ihr Geruchssinn sich nach und nach verbessern und Sie Ihren Kaffee sogar mehr genießen können als bisher. Wenn Sie daran zweifeln, nehmen Sie das Glas mit Ihrer letzten Zigarette zur Hand und riechen Sie am Inhalt. Und damit soll sich der Kaffeegenuss erhöhen lassen?

Sollten Sie dennoch feststellen, dass der Kaffee Ihnen jetzt nicht mehr schmeckt, so liegt das wahrscheinlich daran, dass Sie Kaffee gar nicht mögen und es dabei immer nur um die Zigarette ging.

Nichtraucher bleiben

Wann ist man eigentlich nach einer Entwöhnung Nichtraucher? Da es sich hierbei nicht um ein Naturgesetz, sondern um eine Definitionssache handelt, wird dieser Begriff nicht einheitlich gehandhabt. Sie selbst sollten sich, wie gesagt, vom ersten Tag an als Nichtraucher sehen. Versicherungen betrachten Sie für gewöhnlich nach einem Jahr als solchen. Auch viele Studien, die den Erfolg unterschiedlicher Entzugs-methoden bewerten wollen, untersuchen zumeist diesen Zeitraum. Was würden Sie meinen, wie viel Prozent der „Probanden" bei den besten Methoden nach zwölf Monaten noch rauchfrei sind? Die Antwort wirkt zunächst niederschmetternd: Es sind deutlich unter 50 Prozent. Da die Untersuchungen in diesem Punkt erheblich divergieren, bleibe ich in der Zahlenangabe bewusst so diffus. Einige, durchaus als wirksam anerkannte Methoden, wie z. B. die Nikotin-substitution, kommen gerade einmal auf etwa 15 %.

Bei näherer Überlegung ist das jedoch nicht so schlimm, wie es zunächst scheinen mag. Einerseits beziehen sich diese Zahlen auf die alleinige Anwendung **einer** Methode. Was spricht also dagegen, verschiedene Ansätze zu kombinieren und damit die Erfolgsaussichten zu verbessern? Andererseits beschreiben die Werte die Aussichten **eines** Versuchs. Ein individueller Methodenmix und die Einstellung, sich bei einem Scheitern keinesfalls unterkriegen zu lassen, steigern die Rate derer, die sich nach einem Jahr als Nichtraucher bezeichnen dürfen, also ganz erheblich.

Doch völlig ausgestanden ist die Sache leider auch nach einem Jahr nicht, wie nicht nur ich selbst mehrmals bewiesen habe. Das zeigt einmal mehr die Subtilität dieses Sucht-Netzwerks, bei dem physische Entzugserscheinungen nur einen kleinen Teil der Gesamtproblematik darstellen. Denn wer nach über einem Jahr Nikotinkarenz wieder zu rauchen beginnt, tut das selbstverständlich nicht, weil er den Entzug nicht erträgt.

Meine Geschichte

Ich will, wie schon erwähnt, meine eigenen Erfahrungen nicht überbewerten, jeder Mensch ist schließlich anders. Aber in 20 Jahren Praxis als Allgemeinmediziner habe ich zahlreiche Gespräche mit Rauchern geführt und bestimmte Ausreden, Irrtümer und zu Rückfällen führende Fehler haben sich dabei immer und immer wieder gezeigt. Erst nach Beendigung meiner eigenen Raucherkarriere konnte ich darin objektiv bestimmte Muster erkennen, die sich bei vielen Rauchern wiederholen. Ich habe festgestellt, dass sehr viele, wenn nicht fast alle Raucher, sich dabei selbst als sehr besonders und individuell wahrnehmen. In etwa nach dem Schema: „Also, bei **mir** ist das **so**…". Und dann kommt aber ein Satz, den ich hunderte Male von hunderten verschiedenen Menschen gehört habe, wie eben z. B.: „Ich kann jederzeit aufhören, will aber nicht" oder „Ich rauche nur zehn Zigaretten täglich und die mit Genuss", etc..

Und bei mir war es nicht anders. Gerade in den

(kurzen) Zeitperioden, in denen ich „nur" drei Zigaretten täglich geraucht habe, habe auch ich davon gesprochen, Genussraucher zu sein, auch ich habe Sätze gesagt wie z. B. „Ich kann jederzeit aufhören, wenn ich will." Und auch ich bin mir dabei sehr besonders vorgekommen.

Ich habe im Alter von etwa 16 Jahren meine ersten Zigaretten geraucht, zunächst noch vereinzelt, dann langsam regelmäßig. Mit 18 habe ich täglich 3 Zigaretten geraucht, schließlich etwa 7. Während des Medizinstudiums waren es dann vor Prüfungen bis zu 15, beim abendlichen Ausgehen konnten es auch mal 20 sein. Ich war damit gesegnet, wirklich relativ leicht aufhören zu können und habe das auch öfter getan. Einmal für ein Jahr, zweimal sogar für jeweils drei Jahre. Gerade weil mir das Aufhören leichtfiel, habe ich auch leichtfertig wieder zu rauchen begonnen, einfach weil ich dachte, ohnehin bald wieder aufzuhören. Irgendwann erkannte ich meinen entscheidenden Fehler: Bei all meinen Rauchstopps war das Credo gewesen: „Ich rauche jetzt erstmal eine Zeit lang nicht". Diese Formulierung birgt den Rückfall schon fix in sich, er ist praktisch eine beschlossene Sache und es ist nur eine Frage der Zeit, bis er sich vollzieht. Das Credo muss natürlich lauten: „Ich BIN jetzt Nichtraucher, ich rauche nie wieder im Leben". Die Diktion „nie wieder" hatte im jungen Erwachsenenalter weit mehr Schrecken als jetzt und so habe ich mich zu lange gescheut, sie zu verwenden.

Den genauen Zeitpunkt meiner letzten Zigarette habe ich mir nicht gemerkt, weil ich diesmal von Beginn an wusste, dass ich für den Rest meines Lebens Nichtraucher sein würde, der Zeitpunkt also nie wieder eine Rolle spielen würde. Es muss etwa 2009 gewesen sein. Ich hatte den Entschluss aufzuhören – mal wieder – gefasst und mit meinem Freund Alex – auch Raucher – darüber gesprochen. Er wollte ebenfalls aufhören und schlug zur Steigerung der Motivation eine Wette vor: Wer von uns vor Ablauf genau eines Jahres eine Zigarette rauchen würde, der müsste dem anderen 500 Euro bezahlen. Ich war sehr unentschlossen, zuzusagen. Und dann war ich schockiert und überrascht darüber, zu zögern: Wenn ich mir meiner Sache sicher war, warum sagte ich dann nicht sofort zu? Die Antwort war einfach, sobald ich mir die richtige Frage gestellt hatte: Weil ich mir wieder eine Hintertüre offen lassen wollte. Nicht einmal für ein Jahr wollte ich mich verpflichten. Als ich mir das bewusst gemacht hatte, war alles ganz einfach. Ich sagte Alex die Wette zu und versprach mir selbst, nie wieder (ja, dieses Mal verwendete ich diese Diktion) zu rauchen. Und ich habe das Versprechen nie gebrochen. Wenn ich wüsste, dass morgen die Welt unterginge, wäre das Letzte woran ich dächte, heute zu rauchen. Ich bin völlig darüber hinweg und das fühlt sich sehr gut an. Ich weiß aber auch, dass „nur einmal eine probieren" oder eine Zigarre zu paffen etc. unweigerlich zu einem Rückfall führen würde. Diese Erfahrungen habe ich alle hinter mir. Bestehende, aber inaktive neuronale Netzwerke würden reaktiviert und im Nu wäre ich wieder bei meinem Pensum.

Ich bin damals nach keiner bestimmten Methode vorgegangen, bzw. habe, wenn man das so nennen möchte, die „Methode Willenskraft" verwendet. Wie schon oft erwähnt, muss das aber freilich nicht für jeden der richtige Weg sein. Insbesondere bin ich nicht nach den Ideen in diesem Buch vorgegangen, diese habe ich erst später aus meiner zusätzlichen Erfahrung mit Patienten entwickelt. Was Sie aber dennoch aus meiner Geschichte mitnehmen können, ist in die Zusammenfassung im letzten Kapitel eingeflossen.

Zusammenfassung und Nachwort

Es gibt zahlreiche Möglichkeiten, willentlich seine Gesundheit zu verbessern: Sie können in jedem Lebensalter einen entsprechenden Sport beginnen, Sie können Ihr Gewicht reduzieren und damit Ihr Risiko, einen hohen Cholesterinspiegel zu haben oder an Diabetes zu erkranken, minimieren. Sie können sich gesund ernähren, Ihren Alkoholkonsum verringern oder Ihre negativen Stressfaktoren abbauen. Aber keine Einzelmaßnahme wirkt sich so stark auf Ihre Gesundheit aus, wie dem Rauchen zu entsagen. Darüber hinaus verspüren viele Menschen durch den Wegfall der zahlreichen Giftstoffe, die für den Körper eine tägliche Last darstellen, sowie durch die Verbesserung der Sauerstoffversorgung, ein stärkeres Bewegungsbedürfnis und geraten so in einen positiven Kreislauf. Als Salutogenese bezeichnet man die Lehre von der Entstehung und Erhaltung von Gesundheit. Mit dem Rauchen aufzuhören ist also die größte salutogenetische Einzelmaßnahme, die Sie sich und Ihren Lieben schenken können. Wenn Sie sich also eindeutig bewusst gemacht haben, dass Rauchen kein

Genuss, sondern eine Sucht ist, gehen Sie wie folgt vor:

- Fassen Sie einen klaren Entschluss. Formulieren Sie ihn eindeutig, schreiben Sie ihn eventuell nieder, denken Sie immer wieder an ihn.

- Vereinbaren Sie mit sich selbst einen zeitnahen Termin.

- Zusammen mit einem Freund, einem Partner oder einem Familienmitglied aufzuhören, kann die Sache erleichtern, weil man sich gegenseitig motiviert. Wenn das gerade nicht möglich ist, suchen Sie sich einen vertrauten Ansprechpartner, an den Sie sich bei Bedarf jederzeit wenden können.

- Halten Sie sich keine Hintertüre offen, weder im Geist („Ich probiere es mal") noch in der Realität, indem Sie z. B. ein „Not-Päckchen" zu Hause haben.

- Denken Sie niemals auch nur eine Sekunde daran, sogenannter Gelegenheitsraucher zu werden oder das Medium (Zigarre, Pfeife) zu wechseln. Die Gefahr eines kompletten Rückfalls ist extrem hoch.

- Nutzen Sie jede erdenkliche Unterstützung. Entweder in Form der Hilfestellungen, die in diesem Büchlein genannt werden, oder indem Sie individuell welche für sich kreieren.

- Ein „Umfaller", d. h. das Rauchen einer einzigen Zigarette oder einiger Zigaretten an einem Abend, ist ein Rückschritt und als solcher zu vermeiden, sollte aber keinesfalls dazu führen, dass Sie Ihr Vorhaben gänzlich aufgeben, wenn es doch passieren sollte. Zurück an den Start! Beginnen Sie ohne zeitliche Verzögerung, am besten bereits am nächsten Tag neu!

- Sollten Sie trotz allem einen Entzugsversuch erfolglos abbrechen, denken Sie daran, dass Sie eine wichtige Erfahrung gemacht haben. Analysieren Sie, woran es gelegen hat und berücksichtigen Sie das beim nächsten Versuch. Die Wahrscheinlichkeit, dass Sie es schaffen, steigt dadurch.

Sie sind kein schlechter Mensch, weil Sie rauchen. Auch das Argument, dass Sie durch höhere Krankheitswahrscheinlichkeit das Gesundheitssystem stärker belasten und somit asozial wären, ist zumindest umstritten: Schließlich verabschieden Sie sich im Durchschnitt auch früher von dieser Welt und sparen dem System die Kosten für Ihre Pension. Je nach Berechnungsmethode scheint der Raucher daher insgesamt in der Summe nur geringfügig mehr Kosten zu verursachen als der Nichtraucher. Aus dieser Sicht müssten Sie sich also kein schlechtes Gewissen einreden lassen. Aber das ist eben nur der ökonomische Aspekt.

In 30 Jahren wird man sich in der Apotheke um Zigaretten oder einen Ersatz dafür anstellen, wie heute Drogenabhängige im Methadonprogramm um ihre Substitution. Ich selbst bin gar nicht so radikal, wie diese Prognose sich anhört und plädiere immer für Selbstverantwortung und gegen Zwang. Aber wenn man den Trend der letzten beiden Jahrzehnte extrapoliert, gelangt man zu diesem Ergebnis.

Die Zeit des Nikotinkonsums ist gesellschaftlich gesehen so gut wie vorbei. Schon heute erscheint es auch Rauchern seltsam, wenn in einem alten Kinofilm der Held der Handlung z. B. im Flugzeug raucht. Oder stellen Sie sich vor, ein moderner James Bond würde rauchen! Sogar Lucky Luke konnte es sich abgewöhnen, Sie schaffen das auch.

Ich wünsche Ihnen dafür alles Gute.

Empfehlungen

Allen Carr: Endlich Nichtraucher! Der einfache Weg, mit dem Rauchen Schluss zu machen. Goldmann Verlag, 2012

Thilo Baum, Stefan Frädrich: Günter wird Nichtraucher. Ein tierisches Gesundheitsbuch. GABAL Verlag, 2006

Thorre Schlaméus: Zen oder die Kunst, vom Rauchen zu lassen. Oesch Verlag, 2004

Notizen